NOUVEAU TRAITEMENT

DE LA

TUBERCULOSE

ET DES

DERMATOSES

**Par les Perles et le Baume BORIES, à base
d'huile pure de Chaulmoogra gynocardée**

PAR

ADRIEN BORIES

Pharmacien de première classe, ancien pharmacien en chef des
Hôpitaux de l'île de la Réunion, ex-pharmacien en chef
des Hôpitaux de Montpellier, Chevalier de la
Légion d'honneur, etc , etc.

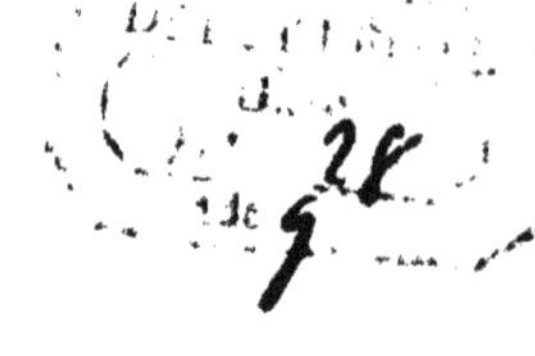

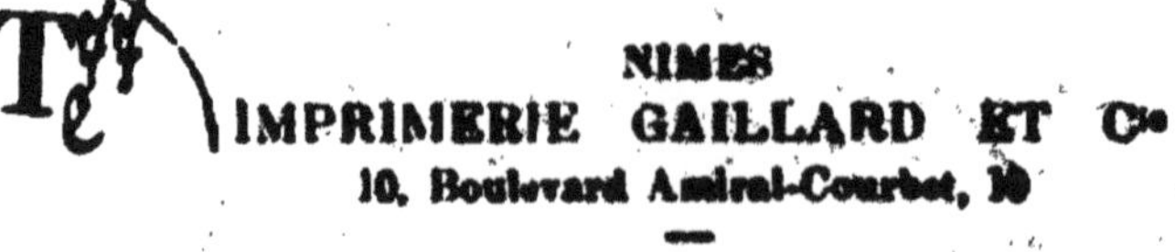

NIMES
IMPRIMERIE GAILLARD ET Ce
10, Boulevard Amiral-Courbet, 10
—
1889

NOUVEAU TRAITEMENT

DE LA

TUBERCULOSE

ET DES

DERMATOSES

Par les Perles et le Baume BORIES, à base
d'huile pure de Chaulmoogra gynocardée

PAR

ADRIEN BORIES

Pharmacien de première classe, ancien pharmacien en chef des
Hôpitaux de l'île de la Réunion, ex-pharmacien en chef
des Hôpitaux de Montpellier, Chevalier de la
Légion d'honneur, etc., etc.

NIMES
IMPRIMERIE GAILLARD ET Cie
10, Boulevard Amiral-Courbet, 10

1899

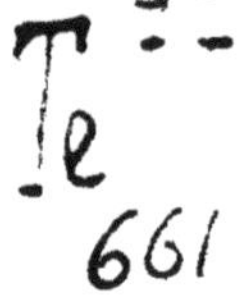

NOUVEAU TRAITEMENT

DE LA

TUBERCULOSE

Par les Perles BORIES

A base d'Huile de Chaulmoogra gynocardée

La théorie parasitaire entrevue, préconisée et confirmée par les travaux qui immortaliseront le nom de **Pasteur**, a ouvert un horizon nouveau à la thérapeutique. Un grand nombre d'affections considérées jusqu'ici comme incurables, sont appelées à trouver dans la matière médicale le remède propre à détruire, à anéantir le microbe, cause de ces affections.

Le nombre des maladies contre lesquelles la médecine est forcée d'avouer son impuissance, est considérable ; nous nous bornerons à citer la tuberculose et un grand nombre d'affections de la peau, entr'autres l'eczéma, le cancer, l'éléphantiasis, la lèpre contre lesquelles viennent souvent échouer toutes les médications.

Il est aujourd'hui hors de doute, que toutes ces affections ont pour cause des parasites, qui ont tous été isolés, étudiés et reconnus comme la cause qui les a produites.

M. Pasteur dont nous avons sollicité l'opinion nous a fait l'honneur de nous écrire. *« Sans doute que les maladies que vous nommez, la grande majorité du moins, ont pour cause des parasites. »*

Il fallait donc trouver le spécifique propre à détruire ces parasites. Ce spécifique existe pour la tuberculose et les affections de la peau ; il était connu et employé par les Chinois et les Malais depuis des siècles, et c'est aux médecins anglais exerçant dans l'Inde que nous en devons la connaissance. Ce spécifique est une huile, extraite des graines du *Gynocardia odorata*, grand arbre de la Malaisie Occidentale.

Le docteur Marçon, médecin de la marine, témoin dans les Indes, des guérisons obtenues par les docteurs anglais, a fait une étude approfondie de l'action de ce médicament ; il a suivi leurs divers modes de traitement, et en a fait l'objet d'un travail dont le compte-rendu a été publié dans la *Gazette hebdomadaire les sciences médicales de Montpellier*.

Frappé, nous aussi, des résultats vraiment merveilleux, obtenus pendant un séjour de sept années, dans une de nos colonies de la mer des Indes, nous nous sommes livré à l'étude de cette huile, nous l'avons analysée, et en avons isolé le principe actif (*l'acide gynocardique*) auquel nous avons donné une forme pharmaceutique que nous avons introduit dans la pharmacopée française, sous le nom de *Perles Bories*, *à base d'acide gynocardique* Les résultats obtenus dans le traitement des bronchites chroniques, la tuberculose, le rachitisme, les diverses affections de la peau viennent tous confirmer ces paroles du docteur Murrell, professeur de pathologie, au Bengale ; Le gynocarde guérit TOUJOURS la phtisie pulmonaire dans la première période, SOUVENT dans la seconde, QUEL-QUEFOIS dans la troisième.

Les cas de guérison de phtisiques à tous les degrés, abondent et feront l'objet d'une série d'observations empruntées à la pratique du docteur Marçon. Au préalable, nous mentionnerons les cas signalés par le docteur Richard Jones, de Calcutta, dans *British médical Journal* et le docteur Murrel dans le *Journal de Philadelphie*, qui citent d'une part, 59 cas de guérison et, d'autre part, sur 31 cas de phtisie au 2e et 3e degrés, déclarent avoir obtenu une amélioration marquée et la guérison dans 24 cas.

Dans une lettre du 28 août dernier, le docteur Vinsou, l'un des médecins les plus distingués de l'ile de la Réunion nous écrit : « L'essai que j'ai fait de vos perles, est plein d'encouragement, surtout dans la phtisie laryngée : Une femme que je traite dans monde, offre un succès des plus éclatants : la voix est .rouvée, la phtisie est enrayée, l'appétit reconquis ; le teint et l'engraissement renaissent. Comme pour l'éléphantiasis des Grecs, on est venu à regarder cette huile comme *l'antidote* de la phtisie : il est certain que le génie morbide est le même ; vous avez un vaste champ d'expérimentation et de propagation dans la Provence où se cantonnent les malades de cette série ; le gynocarde agit merveilleusement contre les granulations. »

Enfin, indépendamment de ses propriétés curatives, les Perles Boris, présentent encore un avantage immense qui réside dans leur action préventive, dans la tuberculose, et dans une famille éprouvée par cette terrible affection héréditaire ou congénitale, on peut par l'emploi de ce médicament, prévenir la maladie. — Elles sont donc curatives et prophylactiques.

Si le Gynocarde, comme nous venons de le démontrer, peut être considéré comme le spécifique de la tuberculose, il n'en a pas moins le droit d'être considéré comme le spécifique de toutes les affections de la peau et avec d'autant plus de raison que c'est contre ces affections qu'il a été préconisé dans le principe par les médecins indiens et les fakirs qui tenaient ses propriétés des Chinois et des Malais.

Pour donner une idée de l'importance et de la valeur du gynocarde dans le traitement des affections de la peau nous dirons que le rapport du consul général de S. M. B. a Siam, présenté au parlement en août 1872, établit que 6,400 livres de ce produit ont été exportées de Bang-Kok en Chine pendant l'année 1871, et d'après les informations que nous avons pu recueillir, cette quantité a été de 64,000 livres en 1885. Cette progression indique combien l'emploi s'en est généralisé par les résultats satisfaisants obtenus.

Les affections de la peau sont aussi nombreuses que variées ; elles affectent toutes sortes de formes, et se développent sur toutes les parties de l'organisme, bien qu'ayant quelques siéges de prédilection, et dans le champ nausologique si vaste des affections cutanées, nous signalerons les différentes espèces de lèpre, l'éléphantiasis, l'eczéma, l'épithélioma, le cancer, le lupus, le psoriasis, l'impétigo, les dartres, les accidents secondaires et tertiaires de la syphilis etc., etc..

Toutes ces maladies ont une cause commune, la présence de microbes, de baciles qui leur sont propres et contre lesquels le gynocarde manifeste sa puissance, quel que soit le degré qu'elles ont atteint.

Sans citer les cas nombreux de guérison signalés par les docteurs Jakson, Allen, Mouat, Nelson Hardy, Rose, Windam, Cotte, Richarn Jones, Murrell, exerçant tant dans l'Inde qu'en Angleterre, nous signalerons les faits plus récents de guérison obtenus dans ces derniers temps en France, par le docteur Marçon, le professeur Dubreuil de Montpellier, le docteur Cassin d'Avignon, le professeur agrégé Gayraud de Montpellier, et le Docteur Marty, de Saint-Cernig.

De tous ces cas, le plus remarquable est le fait d'un malade atteint de dermatite exfoliatrice, dont tout le corps était couvert d'écailles qui s'exfoliaient et se renouvelaient tous les jours dans des proportions incroyables de plusieurs litres. Toute médication rationnelle avait été employée sans succès, et depuis longtemps ce malade était obligé de cesser toute relation et de se claquemurer dans sa chambre, ne présentant plus face humaine. A notre instigation, le docteur Cassin fils, un des médecins les plus distingués d'Avignon, consentit à soumettre son malade au traitement interne et externe par les Perles et le Baume Bories. Après 48 heures de l'emploi du Baume, toutes les écailles étaient tombées, ne se renouvellèrent plus, et après trois mois de traitement interne et externe, toute trace de l'affection avait disparu.

Le docteur Cassin, frappé de ce résultat a voulu lui donner de la publicité en en faisant l'objet d'une observation insérée dans la *Province médicale de Lyon*, signalant ce fait remarquable à ses collègues. (1)

Nous ne signalerons que pour mémoire, les nombreuses lettres de félicitations et les témoignages de reconnaissance que tous les courriers d'outre-mer nous apportent mensuellement des deux Amérique, des Antilles, de la Guyanne et de toutes les colonies françaises, anglaises, espagnoles, relatant des cas de guérison des diverses espèces de lèpres ; or, l'on admettra facilement que si le gynocarde est assez puissant pour détruire le microbe de la lèpre, à fortiori, son action doit être encore plus manifeste dans toutes les autres affections cutanées, quelque grave qu'elles soient.

(1) *Province médicale*, 20 juillet 1887, n· 3, p. 495.

Enfin le meilleur argument que nous puissions donner de la valeur du gynocarde dans les affections cutanées de toute nature, c'est son emploi, à la suite des guérisons obtenues, par les médecins des hôpitaux d'Avignon, de Montpellier et l'hôpital Saint-Louis de Paris, depuis l'apparition du travail du docteur Marçon

Comme conclusion de ce que nous venons de dire sur la curabilité de la phtisie pulmonaire et des dermatoses, après avoir reproduit les axiomes extraits de l'ouvrage du docteur Marçon sur l'emploi de l'huile de Gynocarde, nous terminerons par la citation extraite d'une brochure du docteur Lepage, de Calcutta :

I. — L'huile de Chaulmoogra était connue et employée par les Indiens, depuis des siècles, pour toutes les affections de la peau ;

II. — L'huile de Chaulmoogra à faibles doses est un médicament tonique, modificateur et altérant, émétique à doses élevées ;

III. — Son mode d'emploi préférable est l'administration en perles, à cause de son âcreté excessive ;

IV. — Il est prudent de commencer par de faibles doses, de 3 à 10 gouttes que l'on peut augmenter jusqu'à 5 grammes d'après les docteurs Vinson et Leclerc.

V. — Le docteur Murrel l'a considéré comme le spécifique de la phtisie, le docteur Richard Joues comme le vrai spécifique de la syphilis ;

VI. — Tous les médecins de l'Inde et les docteurs Vinson et Leclerc de l'île de la Réunion, considèrent cette huile comme le spécifique de la lèpre ;

VII. — Tous les médecins qui l'ont employée, sont unanimes à constater ses effets curatifs dans les affections cutanées en général, la scrofule, le marasme infantile, la teigne, etc.

Le Docteur Lepage écrit dans le *British Médical Journal* :

«On m'apprend que l'huile de chaulmoogra a tous les
« pouvoirs du mercure, comme agent thérapeutique, sans
« aucun effet altérant sur la constitution. C'est un des plus
« simples, ainsi qu'un des plus puissants altérants encore
« connus.»

«A M. Richard Jones doit être attribué l'honneur d'avoir
» découvert que l'huile de gynocarde était un remède cer-
» tain pour la phtisie, il en a retiré un grand succès et les
» cas de guérison ont eu un caractère permanent. Avant
» cela, l'huile avait seulement été connue comme un re-
» mède pour les maladies de la peau et du sang, et un plus
» puissant remède pour la syphilis secondaire.»

«L'huile est un spécifique d'une très grande valeur pour
» cette maladie. *Il est seulement surprenant que les résul-
» tats connus jusqu'ici n'aient pas été recueillis plutôt et
» qu'un remède si puissant pour tant de maladies n'ait pas
» été porté avec un plus grand éclat à la connaissance du
» public.*»

«*La vie de beaucoup de personnes qui sont descendues
» prématurément dans la tombe aurait pu de cette façon être
» conservée si ce remède avait été connu plus tôt.*»

Après avoir démontré les précieux avantages que les
malades retireront de l'emploi des Perles Bories et du
Baume Bories, nous indiquerons la manière de les em-
ployer :

Dans les cas de tuberculose, le malade prendra le premier jour une Perle au milieu ou à la fin du repas. Cette
recommandation de ne prendre les Perles qu'au milieu et
à la fin du repas est indispensable à la tolérance du médicament, car ces Perles introduites dans l'estomac à
l'état de vacuité, pourraient occasionner des nausées et
des vomissements.

Le second jour, le malade prendra deux Perles, une à
chaque repas, et il augmentera d'une Perle par jour jusqu'à ce qu'il arrive, suivant la tolérance, de 10 à 30 par
jour, 5 à 10 à chaque repas.

L'effet de l'usage de ces Perles sera presque immédiat
au point de vue général, c'est-à-dire que sous l'influence
de l'absorption des premières perles, on verra la toux di-
minuer sensiblement d'intensité; après quelques jours, on
constatera une augmentation notable d'appétit, le retour
des forces, le changement du timbre de la voix, et l'engraissement du malade fera entrevoir l'assurance d'une
guérison prochaine.

Dans le cas où, arrivé à 10 ou 30 Perles par jour, il

se déclarerait une légère diarrhée chez le malade, il diminuerait le nombre de Perles ou suspendrait pendant un ou deux jours.

Le professeur Murrell qui a fait une étude approfondie de l'action du gynocarde dans la tuberculose, conseille d'oindre tous les jours la poitrine avec le baume de Gynocarde, pour aider à l'action interne.

Ce mode de traitement de la tuberculose s'adresse également aux malades atteints de scrofules, de rachitisme et cela s'explique parfaitement par le mode d'action de ces Perles : augmentation de l'appétit, retour des forces perdues, engraissement, disparition de la pâleur, coloration du teint.

Pour les jeunes enfants, atteints de scrofules, de marasme infantile, de une à trois Perles par jour, dans du lait chaud.

Quant au traitement des maladies de la peau, de toute nature, le traitement interne est le même que pour les affections de la poitrine, relativement au mode d'absorption des Perles, mais le traitement externe doit être appliqué en raison de la nature de l'affection. Ainsi si l'affection présente des parties ulcérées, suppurentes, il faut d'abord les bien laver, les déterger de toute sanie, soit à l'eau tiède, soit à l'eau phéniquée au millième, et après l'avoir bien desséchée, l'enduire d'une légère couche de Baume Buries. Cette opération doit être faite au moins deux fois par jour, le matin et le soir, ou plus souvent suivant la nature et l'étendue des plaies.

Les premières applications de Baume pourront quelquefois occasionner une certaine irritation, dont il ne faut pas tenir compte, et continuer les applications; ce ne serait que dans le cas où l'inflammation prendrait de trop grandes proportions qu'il faudrait réduire d'abord à un pansement par jour, et cesser plus tard, pendant un jour ou deux, toute application de Baume.

Dans le cas où l'affection se manifesterait par des taches, des boutons non ulcérés, des tubercules on appliquerait trois fois par jour le Baume sur toutes les parties atteintes.

Ce traitement local doit absolument être accompagné du

traitement interne, car par l'application du Baume seul, on ne détruira que l'*effet* de la maladie et si on ne combat pas la *cause*, par le traitement interne, telle affection cutanée pourra disparaître sous l'influence du traitement externe, mais ne sera pas guérie et pourra reparaître au bout d'un temps plus ou moins long

Un purgatif par quinzaine ou par mois, est indiqué dans tous les traitements des affections cutanées.

Adrien BORIES

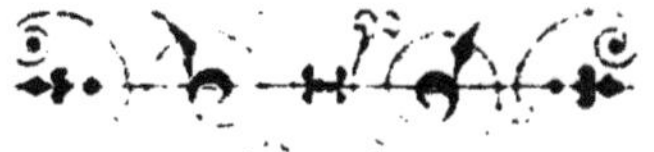

UN CAS

DE

LÈPRE TUBERCULEUSE ANESTHÉSIQUE

guérie en France par les

Perles et le Baume BORIES

Quoique la lèpre soit une affection très rare en France, il en existe cependant quelques cas, importés le plus souvent des régions contaminées (1) L'observation suivante vient de nous être adressée par le docteur Marty, exerçant à St-Cernin du Cantal :

Saint-Cernin, Cantal le 23 février 1889.

Monsieur Adrien Bories,

La maladie contre laquelle sont employées depuis plus de 16 mois vos préparations est un cas de lèpre tuberculeuse et anesthésique.

Je n'insisterai pas sur les éléments de mon diagnostic : vous l'accepterez sans discussion, quand je vous aurai dit que ce diagnostic est celui de MM. Besnier, Cornil, Charcot, Dujardin-Beaumetz, etc..

Mon client est un garçon d'une quarantaine d'années ; il voyagea longtemps en Espagne ; c'est de là qu'il a tiré sa fortune, et aussi sa maladie.

Voilà plus de huit ans qu'il en est atteint ; de sorte qu'il a eu le temps de recourir aux soins de plus d'un médecin. L'aisance dont il jouit lui a permis de séjourner à Paris à différentes reprises.

Mais de tant de traitements auxquels il a été soumis, aucun n'a modifié la marche de sa maladie. Les moyens les plus variés et les plus rationnels n'ont pu l'empêcher d'évoluer et de parcourir toutes ses périodes.

---

(1) Nous avons appris tout récemment que le célèbre Professeur Besnier avait actuellement en traitement par le Chaulmoogra quatre cas de lèpre, à Paris, en voie de grande amélioration.

Pendant les trois premières années, ce furent d'intolérables douleurs se manifestant le long de la moëlle épinière, des sciatiques ou sur le trajet des autres nerfs rachidiens ; puis vinrent des tubercules, un peu partout ; mais particulièrement nombreux à la face et aux extrémités des membres ; des ulcérations multiples, profondes, tenaces succédèrent au développement de ces produits pathologiques et au mois de novembre 1887, on pouvait dire que la maladie était parvenue à la période de cachexie.

C'est alors que fut inaugurée la médication par vos préparations intus et extra.

Une certaine amélioration ne tarda pas à se produire. Bientôt elle devint sensible pour le malade et pour son entourage. Afin que vous puissiez juger du changement qui s'est opéré en lui depuis cette époque, je vais vous exposer dans une description succincte et précise, les lésions et les accidents observés par moi dans le courant de l'année 1887 ; à ce tableau j'opposerai ensuite celui de l'état actuel.

1887. — *Peau — Tissu cellulaire.* — Le visage est maculé, la peau des mains, avant-bras, pieds, jambes, présente une coloration brune plus foncée vers les extrémités, elle est sèche, squameuse, parsemée d'élevures. Dans toutes ces régions et particulièrement sur le menton, les oreilles, le front, existent de nombreux tubercules. Il y en a sur d'autres parties du corps, mais en moindre quantité. Des ulcérations nombreuses, larges, profondes, à bords déchiquetés, sans tendance à la cicatrisation couvrent les doigts, les orteils, la face dorsale des pieds et des mains, les jambes, les avant-bras, les coudes, le menton, les joues, les oreilles, les arcades sourcilières.

Ces plaies s'accompagnent de gonflement ; tout autour et même assez loin de leurs bords, le tissu cellulaire sous-cutané est épaissi, induré, infiltré. De là, une augmentation du volume des extrémités des membres ; de là, une désolante déformation des traits du visage, une pénible transformation de la physionomie.

Ces lésions ont un caractère permanent ; mais elles sont parfois le centre, le point de départ de poussées aiguës. Plusieurs fois dans l'année, j'ai pu observer des fluxions douloureuses de la face et des membres avec fièvre intense et délire ; sortes d'érysipèles ornés de grosses bulles qui se crevaient rapidement pour donner lieu à un écoulement lactescent et faire place à des ulcérations interminables.

Muqueuses digestives et respiratoires. — La voûte palatine est le siège d'une ulcération étendue, anfructueuse ; la muqueuse buccale donne naissance à d'abondantes sécrétions que la lèvre inférieure, grosse, déjetée, pendante, a peine à retenir. Ulcérées aussi sont les fosses nasales ; et il en sort, le matin surtout, une incroyable quantité de mucosités mêlées de croûtes et de sang. La région pharyngo laryngée n'est pas épargnée, à en juger par la raucité constante de 'a voix, par de l'aphonie et de la dysphagie temporaires.

Le malade tousse à l'ordinaire ; si je l'ausculte, j'entends des râles humides dans les grosses bronches. Les fonctions digestives sont sujettes à des intermittences : tantôt l'appétit est vif, tantôt surviennent du dégoût, des vomissements, de la diarrhée. Au mois de septembre 1887 les accidents gastro entériques ont été si violents que la vie du malade profondément accablé, a été mise en danger.

Système nerveux. — L'anesthésie de la peau est complète au niveau des pieds et des mains, partielle aux jambes, aux cuisses et aux avant-bras. Sommeil plein de rêves, insomnies fréquentes. Des douleurs lancinantes parcourent de temps à autre les membres et la colonne vertébrale. Les fonctions des nerfs trophiques ne paraissent pas en meilleur état que celle des cordons de la sensibilité.

Emacié, sans forces, alourdi par un profond découragement et la torpeur de son intelligence, le malade végète tristement, dans une sorte d'indifférence pour tout ce qui le regarde et ne cède qu'avec peine aux invitations qui lui sont faites, de promener quand le temps est beau.

Il a soin de prendre avec lui une peau de mouton, qu'il étend par terre et sur laquelle il se couche après avoir fait quelques centaines de pas.

Voilà l'état ancien, voici l'état actuel :

21 février 1889. — *Peau* — *Tissu cellulaire.* — La peau du visage, des mains, des membres, présente une coloration normale, elle reste brune au bas des jambes et aux pieds, elle est souple et lisse. Les traits du visage ont repris leur proportion et leur régularité : quelques poils repoussent sur les arcades sourcilières qui étaient complètement dénudées.

Muqueuses. — Les sécrétions nasales ont considérablement diminué ; l'ulcération palatine est complète ment cicatrisée. La voix est revenue, la toux a disparu, les digestions sont bonnes, les selles régulières.

Système nerveux. — La sensibilité cutanée a reparu aux membres et aux mains ; elle reste obtuse aux pieds. Plus de douleurs lancinantes dans le tronc et la continuité des membres. Le sommeil est généralement bon. La nutrition s'accomplit d'une manière satisfaisante. Les muscles ont retrouvé presque leur puissance et leur volume primitifs. Le malade est relativement gai, confiant, actif. Propriétaire, il a de sa personne dirigé pendant toute l'année, une importante exploitation agricole ; levé de bonne heure, se couchant tard. il a suffi à tout, donnant des ordres, surveillant les travaux des champs, se livrant chaque jour à des courses longues et répétées soit à pied, soit à cheval.

Depuis plus de quinze mois, aucun accident n'est venu entraver cette amélioration, dont la réalité n'est pas contestable, et dont les progrès paraissent s'accentuer de jour en jour.

Conclusion. — Est-il possible d'attribuer à la nature, une amélioration si manifeste et d'en faire honneur au mystère de son action médicatrice ? Née en Espagne, la maladie il est vrai, a été importée de bonne heure en France. Mais, remarquons que malgré les conditions climatologiques des plus favorables à la guérison. son évolution n'a été ni enrayée, ni ralentie. Sa marche au contraire, a été passablement rapide.

Parvenue au point où elle en était à la fin de 1887, le mouvement en sens inverse qu'elle a accompli depuis lors, ne s'explique que par l'heureuse intervention de la médication nouvelle qui date précisément de cette époque.

C'est donc grâce à l'emploi de vos perles que ce résultat a été obtenu. Telle est la conviction de mon malade, et telle est aussi la mienne.

Voici comment le traitement a été réglé : Frictions avec le Baume contre les douleurs, substitution du même Baume à l'acide phénique dans le pansement des ulcères. Ingestions tous les jours de Perles en mangeant. Le malade a commencé par prendre 3 Perles à chaque repas, soit 9 par jour.

Augmentant la dose progressivement, il est arrivé à en prendre 30 par jour en 3 fois. Bien que cette dernière dose ait été maintenue pendant deux mois consécutifs, aucun phénomène d'intolérance n'a été observé.

Docteur MARTY,
à Saint-Constant (Cantal)

TUBERCULOSE ENRAYÉE

et guérie en Six mois par les

PERLES BORIES

Observation du D' Marçon

Mlle Marie X..., du village de Cabrières (Gard), âgée de 22 ans, me fait appeler, le 3 août 1888. Elle avait reçu en vain, les soins de divers médecins, depuis plusieurs années, et son affection loin de s'enrayer avait fait, surtout dans les derniers temps, de rapides progrès.

A mon premier examen, je trouvais cette jeune fille alitée, dans un état complet d'émaciation, les pommettes rouges, saillantes, les yeux hagards ; la tête presque dépourvue de cheveux, la bouche entr'ouverte, les lèvres pâles et complètement décolorées, contribuaient à donner à sa physionomie ce cachet particulier avant-coureur d'une terminaison prochaine. A la première question que je lui adressai, elle fut prise d'une quinte de toux, suivie d'une suffocation si forte que je fus obligé de lui interdire la parole ; du reste, c'est à peine si sa voix affaiblie, avait pu parvenir à mon oreille. Le thermomètre accusait 39.5, le pouls était à 120, le nombre des inspirations à 38. En réponse à mes questions, son père me dit qu'elle avait eu à plusieurs reprises des hemophtisies, et que souvent il avait aperçu des traces de sang, comme j'en constatai moi-même dans le mouchoir sur lequel elle expectorait. La respiration était saccadée.

A l'auscultation, je constatai une matité très prononcée au sommet du poumon droit avec râles muqueux à grosses bulles. Vers la base du même côté, se percevaient des râles sous crépitants humides. Le poumon gauche était encore plus gravement atteint. Tout le sommet de ce côté présente une vaste caverne avec un bruit de souffle caractéristique ; de nombreux gargouillements se font entendre dans tout le reste du poumon gauche. Je ne dissimulai pas au père mon diagnostic fatal à bref délai.

Cependant, je fis appliquer le même jour un large vésicatoire au sommet du poumon gauche, et j'en prescrivis un pour le lendemain au sommet du poumon droit. Je prescrivis 4 perles d'huile de Gynocarde pour le premier jour, 6 pour le second, 8 pour le troisième et ainsi de suite en augmentant de deux Perles par jour, jusqu'à 12 et même 16 si elles étaient tolérées.

Le 17 août, je revis la malade et je constatai une amélioration sensible ; les sueurs nocturnes avaient presque complétement cessé, la toux, la dypsnée avaient presque disparu, mais la voix était encore voilée, l'expectoration avait singulièrement diminué, et les râles bronchiques quoique diminués, persistaient encore

Les Perles étaient très bien tolérées, à la dose de 16, et la malade se félicitait du bien qu'elle en ressentait. Depuis que je prends de vos pilules, me dit-elle, je dors bien la nuit, je tousse moins, et je ne souffre presque plus.

Le 11 octobre, je trouvai ma malade levée, elle avait repris un peu d'embonpoint, sa physionomie était satisfaisante, la respiration était plus libre, mais les symptômes bronchiques persistaient, quoique bien diminués dans leur intensité. Elle supportait parfaitement les 16 Perles qu'elle prenait régulièrement.

Le 14 novembre, son état s'était tellement amélioré, qu'elle pouvait vaquer à toutes ses occupations journalières, elle avait repris ses travaux de couture et faisait le ménage de son père veuf ; sur mes indications, elle diminua insensiblement le nombre des Perles et le 4 février 1889, elle en cessa complétement l'usage.

Aujourd'hui, fin février, elle a repris un embonpoint ordinaire, la pâleur a complétement cessé, ainsi que la toux, et l'expectoration; en un mot, elle jouit d'une bonne santé relative.

L'hiver de 1889 est bientôt écoulé, et cette jeune fille n'a pas eu le moindre symptôme ; je l'ai auscultée et ses poumons m'ont paru en assez bon état pour ne pas nécessiter un nouvel emploi de Perles de Gynocarde.

8 mars 1889   Docteur Eug. MARÇON.

PRINCIPAUX DÉPOSITAIRES

DES

Perles et du Baume BORIES

PARIS. — Verrier, Paris et Guilhermet, droguistes, 72,
rue des Tournelles.

» Malègue, pharmacien, 30, rue Monge.

» Pharmacie Centrale du Faubourg-Montmartre,
50-52, Faubourg Montmartre.

» Pharmacie Centrale des Spécialités, 12, boulevard Saint-Martin.

» Henri Rondet, pharmacien, 47, avenue de
l'Observatoire.

NICE (Alpes-Maritimes). — Maurel, pharmacien.

PAU (Basses-Alpes). — E.-E. Cazaux, pharmacien.

» » Calmel, pharmacien.

» » Jarvis, pharmacien.

CANNES » Carlevan, pharmacien.

VESOUL (Haute-Saône). — Bideaux, pharmacien.

MENTON (Alpes-Maritimes). — Faraud, pharmacien.

HYÈRES (Var). — Casteuil Pateron, pharmacien.

AMIENS (Somme). — Henri Dorchy, pharmacien.

CHALONS-SUR-SAONE. — Michel, pharmacien.

MONTPELLIER (Hérault). — Slizewicz, pharmacien.

MARMANDE (Lot-et-Garonne). — Viratelle, pharmacien.

NIMES (Gard). — Sabatier, pharmacien.

VALENCE (Drôme). — Pharmacie Nouvelle.

CETTE (Hérault). — Slizewicz, pharmacien.

AVIGNON (Vaucluse). — Rouvière, pharmacien.

ESSONNE (Seine-et-Oise). — Fourlon, pharmacien.

POINTE-A-PITRE (Guadeloupe). — Noël Frossard.

CAYENNE. — Cadoré, pharmacien.

Vente en gros, Renseignements, Consultations gratuites,
BORIES, à Marguerittes (Gard)